Sourabh Malik
Navpreet Kaur
Roopali Gupta

Inteligência Artificial em Odontologia

Sourabh Malik
Navpreet Kaur
Roopali Gupta

Inteligência Artificial em Odontologia

Início da nova era na odontologia

ScienciaScripts

Imprint
Any brand names and product names mentioned in this book are subject to trademark, brand or patent protection and are trademarks or registered trademarks of their respective holders. The use of brand names, product names, common names, trade names, product descriptions etc. even without a particular marking in this work is in no way to be construed to mean that such names may be regarded as unrestricted in respect of trademark and brand protection legislation and could thus be used by anyone.

Cover image: www.ingimage.com

This book is a translation from the original published under ISBN 978-620-8-41813-7.

Publisher:
Sciencia Scripts
is a trademark of
Dodo Books Indian Ocean Ltd. and OmniScriptum S.R.L publishing group

120 High Road, East Finchley, London, N2 9ED, United Kingdom
Str. Armeneasca 28/1, office 1, Chisinau MD-2012, Republic of Moldova, Europe
Managing Directors: Ieva Konstantinova, Victoria Ursu
info@omniscriptum.com

Printed at: see last page
ISBN: 978-620-8-58467-2

RECONHECIMENTO

O agradecimento é uma expressão de reconhecimento e de apreço, movida pela gratidão, em relação àqueles cuja ajuda preciosa e consideração pontuam qualquer empreendimento até que este veja a luz do dia.

Para começar, agradeço ao mais misericordioso e compassivo, o ***Deus*** *Todo-Poderoso que nos educa através dos nossos enganos e erros e por ser a minha força e o meu escudo ao longo da minha vida.*

Por detrás de cada trabalho ou realização há muito esforço, a maior parte do qual permanece. Esta dissertação não teria sido uma realidade sem o contributo incondicional daqueles cuja orientação e esforços serviram para lhe dar forma e estrutura. Por isso, desde já, tenho o privilégio de expressar a minha gratidão a todos aqueles sem os quais este trabalho não teria sido possível.

Em primeiro lugar e acima de tudo, com um enorme sentido de gratidão, gostaria de expressar os meus sinceros agradecimentos ao meu Chefe de Departamento e respeitado professor e guia, ***Prof. e HOD (Dr.) NAVPREET KAUR****, do departamento de Odontologia de Saúde Pública, K. D dental college and hospital, Mathura, Uttar Pradesh. Sem o seu encorajamento constante, as suas críticas sinceras e a sua atenção meticulosa aos pormenores, apesar do seu horário sobrecarregado, teria sido impossível que o presente trabalho tivesse tomado esta forma. Agradeço-lhe o facto de me ter proporcionado uma orientação conhecedora e um incentivo ao longo de toda a* *dissertação.*

Devo as minhas obrigações ao ***Reader. (Dr.) VIVEK SHARMA,*** *Department Of Public Health Dentistry K. D dental college and hospital, Mathura, Uttar Pradesh. A sua abordagem gentil e afectuosa desenvolveu em mim uma grande consideração e sentido de gratidão e estou-lhe muito grato. A sua orientação afectuosa, o seu apoio e o seu encorajamento contribuíram para que esta dissertação fosse concluída com êxito.*

Expresso o meu respeito e o meu mais profundo sentido de gratidão ao ***Leitor. (Dr.) MANISH BHALLA,*** *Department Of Public Health Dentistry K. D dental college and hospital, Mathura. Tem sido um excelente professor, cuja preocupação e avaliação especializada têm sido uma fonte constante de encorajamento para mim. Só consegui concluir esta dissertação graças ao seu grande interesse, afeto, dedicação ao trabalho e às suas inestimáveis sugestões.*

Com extrema sinceridade, exprimo o meu profundo respeito e dívida para com a ***leitora (Dra.) ROOPALI GUPTA,*** *do Departamento de Medicina Dentária de Saúde Pública, da Faculdade de Medicina Dentária e Hospital K. D, Mathura, Uttar Pradesh. A sua criatividade perpétua, a sua paciência inabalável em termos de profundidade e conhecimento e a sua procura insaciável de conhecimento têm sido uma eterna fonte de inspiração para mim.*

Todas as minhas tentativas ficam aquém do esperado se não expressar a minha sincera gratidão e agradecimento ao respeitado ***Prof. (Dr.) MANESH LAHORI, Reitor, Diretor e Diretor*** *do K.D dental college and hospital, Mathura, Uttar Pradesh, por me ter* *inspirado a ser profissionalmente confiante.*

Os pais estão ao lado de Deus, e os seus sacrifícios silenciosos não podem ser expressos em palavras. Expresso a minha mais profunda gratidão à minha mãe, ***Sra. MA YA MALIK, e*** *ao meu pai,* ***Sr. CHANDER PAL MALIK,*** *pelos seus cuidados, afeto e apoio, que*

apoiaram-me de todas as formas possíveis para que a obra fosse concluída.

Gostaria de agradecer à minha mulher, ***a Dra. Priyanka Malik****, que me apoiou em todas as minhas dificuldades, ausências, ataques de pânico e impaciência. Deu-me apoio e ajuda, discutiu ideias e evitou vários erros. Também apoiou a família durante grande parte dos meus estudos de pós-graduação. Juntamente com ela, quero agradecer aos meus dois filhos,* ***Sayesha*** *e* ***Sarth****. Parece que nunca conheceram o pai como outra coisa que não fosse um estudante. São ambos bons filhos e grandes fontes de amor e de alívio no esforço académico. De facto, toda a minha família tem sido firme e apoiante.*

Agradeço aos meus superiores, ***Dra. Aditi Rawat, Dra. Garima, Dra. RatnaPriya*** *e aos meus colegas,* ***Dr. Saurabh Agarwal e Dr. Sachin Sharma,*** *por toda a ajuda e encorajamento constante durante as várias fases do meu estudo.*
Gostaria de expressar a minha gratidão a todos aqueles que me ajudaram direta ou indiretamente a concluir este estudo.

Estou grato a todos os membros do pessoal não docente do departamento de saúde pública dentária do K. D dental college and hospital, Mathura, Uttar Pradesh, pelo seu apoio ao meu trabalho.

Agradeço a todas as pessoas que, de uma forma ou de outra, me ajudaram a concluir esta dissertação de forma satisfatória e com sucesso.

Finalmente, inclino-me em reverência perante DEUS DIVINO por ter respondido às minhas preces e por me ter mostrado a luz da vida.

Data:

Local: MATHURA

Dr. SOURABH MALIK

Índice

INTELIGÊNCIA ARTIFICIAL NA MEDICINA DENTÁRIA

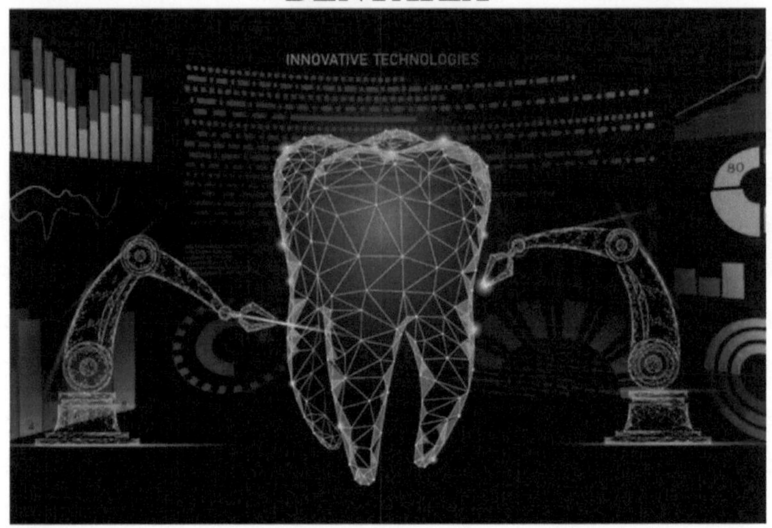

INTRODUÇÃO

Os sistemas de cuidados de saúde em todo o mundo enfrentam desafios significativos para alcançar o "objetivo quádruplo" dos cuidados de saúde: melhorar a saúde da população, melhorar a experiência do doente em termos de cuidados, melhorar a experiência do prestador de cuidados e reduzir o aumento dos custos dos cuidados.[1]

Uma das partes mais fascinantes do corpo humano, o cérebro, há muito que desperta o interesse de cientistas e investigadores. O mundo científico nunca compreendeu realmente como criar um modelo perfeito que imite o cérebro humano.[2] John McCarthy introduziu originalmente este domínio da informática aplicada, conhecido como Inteligência Artificial, em 1956.[3] Conceber um modelo que imite exatamente o cérebro humano continua a ser um grande quebra-cabeças para a comunidade científica. O esforço constante e o trabalho árduo dos investigadores durante vários anos resultaram na evolução da "Inteligência Artificial". O termo foi cunhado em 1950 e refere-se à ideia de conceber máquinas capazes de realizar tarefas que são normalmente efectuadas por seres humanos. Por vezes, é designada por inteligência artificial. É, por vezes, designada por inteligência das máquinas.[14] A "quarta revolução industrial", frequentemente designada por inteligência artificial, utiliza a tecnologia informática para imitar o pensamento crítico, a tomada de decisões e um comportamento inteligente semelhante ao dos seres humanos[5].

A Inteligência Artificial (IA) é a capacidade de as máquinas realizarem tarefas que normalmente requerem a inteligência humana. A IA não é um termo novo; o conceito de IA pode ser datado de 1950. No entanto, só há duas décadas é que se tornou uma ferramenta prática. Devido ao rápido desenvolvimento das três pedras angulares da atual tecnologia de IA - grandes dados (provenientes de dispositivos digitais), poder computacional e algoritmo de IA - nas últimas duas décadas, as aplicações de IA começaram a proporcionar comodidade à vida das pessoas.

A IA tem sido adoptada em muitos domínios da indústria, como os robôs, os automóveis, as cidades inteligentes e a análise financeira, etc. Também tem sido utilizada na medicina e na medicina dentária, por exemplo, diagnósticos imagiológicos médicos e dentários, apoio à decisão, medicina digital e de precisão, descoberta de medicamentos, tecnologia vestível, monitorização hospitalar, robótica e assistentes virtuais. Em muitos casos, a IA pode ser considerada uma ferramenta valiosa para ajudar os dentistas e os clínicos a reduzir a sua carga de trabalho. Para além de diagnosticar doenças utilizando uma única fonte de informação dirigida a uma doença específica, a IA pode aprender com múltiplas fontes de informação (dados multimodais) para diagnosticar para além das capacidades humanas.[16]]

A inteligência artificial (IA) tem o potencial de replicar a inteligência humana para realizar previsões e tomadas de decisão complexas nos cuidados de saúde e tem aumentado significativamente a sua presença e relevância em várias tarefas e aplicações em medicina dentária.[[5]]

DEFINIÇÕES

INTELIGÊNCIA ARTIFICIAL [9]: Termo cunhado pelo "Professor Emérito de Stanford John McCarthy em 1955", foi por ele definido como "a ciência e a engenharia de fazer máquinas inteligentes".

APRENDIZAGEM AUTOMÁTICA [9]: É a parte do estudo da forma como os agentes informáticos podem melhorar a sua perceção, conhecimento, pensamento ou acções com base na experiência ou nos dados. Para tal, a aprendizagem automática baseia-se na informática, na estatística, na psicologia, na neurociência, na economia e na teoria do controlo. {Christopher Manning, setembro de 2020.}

APRENDIZAGEM PROFUNDA [9]: é a utilização de uma rede neural artificial de várias camadas, que compete com a representação contínua (número real), um pouco como os neurónios organizados hierarquicamente no cérebro humano.

ANTECEDENTES HISTÓRICOS DA I.A.

A Inteligência Artificial não é uma palavra nova e não é uma tecnologia nova para os investigadores. Esta tecnologia é muito mais antiga do que se poderia imaginar. Até existem mitos sobre os homens mecânicos nos mitos da Grécia Antiga e do Egito. Seguem-se alguns marcos na história da IA que definem o percurso desde a geração da IA até ao seu desenvolvimento atual.

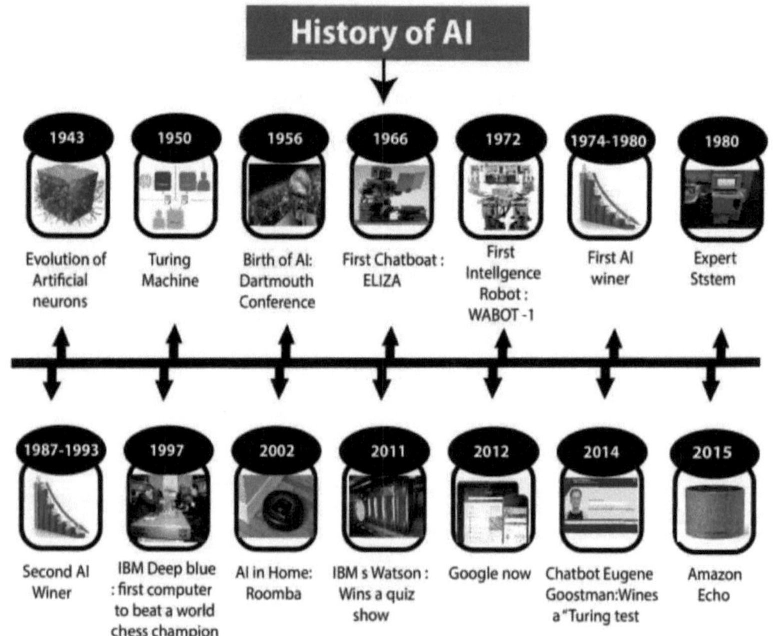

Maturação da Inteligência Artificial (1943-1952)

- **Ano 1943:** O primeiro trabalho que é atualmente reconhecido como IA foi realizado por Warren

McCulloch e Walter Pits em 1943. Propuseram um modelo de **neurónios**

artificiais.

- **Ano 1949:** Donald Hebb demonstrou uma regra de atualização para modificar a força de ligação entre os neurónios. A sua regra é atualmente designada por **aprendizagem Hebbiana.**

- **Ano 1950:** Alan Turing, matemático inglês, foi pioneiro da aprendizagem automática em 1950. Alan Turing publicou o livro **"Computing Machinery and Intelligence"**, no qual propôs um teste. O teste pode verificar a capacidade da máquina para exibir um comportamento inteligente equivalente à inteligência humana, chamado **teste de Turing.**

O nascimento da Inteligência Artificial (1952-1956)

- **Ano de 1955:** Allen Newell e Herbert A. Simon criaram o "primeiro programa de Inteligência Artificial", que recebeu o nome de **"Logic Theorist"**. Este programa provou 38 de 52 teoremas matemáticos e encontrou provas novas e mais elegantes para alguns teoremas.
- **Ano 1956:** A palavra "Inteligência Artificial" foi adoptada pela primeira vez pelo informático americano John McCarthy na Conferência de Dartmouth. Pela primeira vez, a IA foi cunhada como um campo académico.

Nessa altura, foram inventadas linguagens informáticas de alto nível, como FORTRAN, LISP ou COBOL, e o entusiasmo pela IA era muito grande.

Os anos dourados - O entusiasmo inicial (1956-1974)

- **Ano 1966:** Os investigadores deram ênfase ao desenvolvimento de algoritmos que pudessem resolver problemas matemáticos. Joseph Weizenbaum criou o primeiro chatbot em 1966, que recebeu o nome de ELIZA.

- **Ano 1972:** O primeiro robô humanoide inteligente foi construído no Japão, denominado como WABOT-1.

O primeiro inverno da IA (1974-1980)

- A duração entre os anos 1974 e 1980 foi o primeiro inverno da IA. O inverno da IA referia-se ao período de tempo em que os cientistas informáticos lidavam com uma grave escassez de financiamento do governo para a investigação em IA.
- Durante os Invernos da IA, diminuiu o interesse da publicidade pela Inteligência Artificial.

Um boom de IA (1980-1987)

- **Ano 1980:** Após a duração do inverno da IA, a IA regressou com o "Sistema Pericial". Os sistemas periciais foram programados para emular a capacidade de tomada de decisões de um perito humano.
- No ano de 1980, realizou-se **na Universidade de Stanford** a primeira conferência nacional da Associação Americana de Inteligência Artificial.

O segundo inverno da IA (1987-1993)

- A duração entre os anos 1987 e 1993 foi a segunda duração de inverno da AI.
- Mais uma vez, os investidores e o governo deixaram de financiar a investigação em IA devido aos elevados custos e à falta de resultados eficazes. O sistema pericial como o XCON era muito económico.

A emergência dos agentes inteligentes (1993-2011)

- **Ano de 1997:** No ano de 1997, o IBM Deep Blue venceu o campeão mundial de xadrez, Gary Kasparov, e tornou-se o primeiro computador a vencer um campeão mundial de xadrez.

- **Ano 2002:** Pela primeira vez, a IA entrou em casa sob a forma do Roomba, um aspirador de pó.
- **Ano 2006:** A IA entrou no mundo dos negócios até ao ano de 2006. Empresas como Facebook, Twitter e Netflix também começaram a utilizar a IA.

Aprendizagem profunda, grandes volumes de dados e inteligência artificial geral (2011-presente)

- **Ano 2011:** No ano de 2011, o Watson da IBM ganhou o Jeopardy, um programa de perguntas e respostas em que tinha de resolver questões complexas e enigmas. O Watson provou que era capaz de compreender a linguagem natural e de resolver rapidamente questões complicadas.
- **Ano 2012:** A Google lançou uma funcionalidade da aplicação Android "Google now", que foi capaz de fornecer informações ao utilizador como uma previsão.
- **Ano 2014:** No ano de 2014, o Chatbot "Eugene Goostman" ganhou uma competição no infame "teste de Turing".
- **Ano 2018:** O "Project Debater" da IBM debateu temas complexos com dois mestres de debate e também teve um excelente desempenho.
- A Google tinha demonstrado um programa de IA "Duplex", que era um assistente virtual e que tinha marcado uma consulta no cabeleireiro, e a senhora do outro lado não se apercebeu de que estava a falar com a máquina.

Atualmente, a IA desenvolveu-se a um nível notável. O conceito de aprendizagem profunda, de grandes volumes de dados e de ciência dos dados está agora a ganhar força. Atualmente, empresas como a Google, o Facebook, a IBM e a Amazon estão a trabalhar com IA e a criar dispositivos fantásticos. O futuro da Inteligência Artificial é inspirador e virá com uma elevada inteligência.

DESENVOLVIMENTO DA INTELIGÊNCIA ARTIFICIAL

Com os desenvolvimentos da Inteligência Artificial, o futuro da tecnologia parece ser prometedor. Estão a ser desenvolvidos muitos novos conceitos de Inteligência Artificial para tornar a vida mais eficiente e conveniente. A Inteligência Artificial pode ser utilizada para fins específicos, como o diagnóstico médico ou a condução autónoma de automóveis. Nos últimos anos, a Inteligência Artificial (IA) tem feito incursões profundas na medicina dentária. As aplicações de IA são amplamente utilizadas na medicina dentária e avaliam o seu desempenho em termos de diagnóstico, tomada de decisões clínicas e previsão do prognóstico do tratamento.[122]]

Tipos de Inteligência Artificial [[12]]

Tipo 1

Atualmente, a Inteligência Artificial é conhecida como IA estreita (ou IA fraca), é uma inteligência de máquina não senciente, normalmente concebida para realizar uma tarefa limitada (por exemplo, apenas reconhecimento facial ou apenas pesquisas na Internet ou apenas condução de um automóvel).

No entanto, o objetivo a longo prazo de muitos investigadores é criar uma inteligência artificial geral (AGI ou IA forte), que é uma máquina com a capacidade de aplicar inteligência a qualquer problema, em vez de apenas a um problema específico, o que normalmente significa "pelo menos tão inteligente como um humano típico".

Enquanto a IA restrita pode superar os humanos em qualquer tarefa específica, como jogar xadrez ou resolver equações, a AGI superaria os humanos em quase todas as tarefas cognitivas.

O objetivo hipotético final é alcançar a superinteligência (ASI), que ultrapassa de longe a das mentes humanas mais brilhantes e dotadas. Devido ao auto-aperfeiçoamento recursivo, espera-se que a superinteligência seja um resultado rápido da criação da inteligência artificial geral.

Tipo 2 (com base nas funcionalidades) [12]

Puramente reativo

As máquinas reactivas são básicas na medida em que não armazenam "memórias" ou utilizam experiências passadas para determinar acções futuras. Simplesmente percepcionam o mundo e reagem a ele. O Deep Blue da IBM, que derrotou o grande mestre de xadrez Kasporov, é uma máquina reactiva que vê as peças num tabuleiro de xadrez e reage a elas. Não se pode referir a nenhuma das suas experiências anteriores e não pode melhorar com a prática.

Memória limitada

As máquinas com Memória Limitada podem reter dados durante um curto período de tempo. Embora possam utilizar estes dados durante um período de tempo específico, não podem adicioná-los a uma biblioteca das suas experiências. Muitos carros autónomos utilizam a tecnologia de Memória Limitada: armazenam dados como a velocidade recente de carros próximos, a distância desses carros, o limite de velocidade e outras informações que os podem ajudar a navegar nas estradas.

Teoria da mente

A psicologia diz-nos que as pessoas têm pensamentos, emoções, memórias e modelos mentais que orientam o seu comportamento. Os investigadores da Teoria da Mente esperam construir computadores que imitem os nossos modelos mentais, formando representações sobre o mundo e sobre outros agentes e entidades nele existentes. Um dos objectivos destes investigadores é construir computadores que se relacionem com os seres humanos e percebam a inteligência humana e a forma como as emoções das pessoas são afectadas pelos acontecimentos e pelo ambiente. Embora muitos computadores utilizem modelos, ainda não existe um computador com uma "mente". Exemplos como o C-3PO R2-D2 do Universo Star Wars e Sonny no filme *I, Robot* de 2004

Auto-consciência

As máquinas autoconscientes são matéria de ficção científica, embora muitos entusiastas da IA acreditem que elas são o objetivo final do desenvolvimento da IA. Mesmo que uma máquina possa funcionar como uma pessoa, por exemplo, preservando-se a si própria, prevendo as suas próprias necessidades e exigências e relacionando-se com os outros de igual para igual, a questão de saber se uma máquina pode tornar-se verdadeiramente autoconsciente, ou "consciente", é melhor deixar para os filósofos. Exemplos como Eva no filme *ExMachina* de 2015 e Synths na série televisiva *Humans* de 2015.

A aprendizagem profunda e a aprendizagem automática são os subgrupos da INTELIGÊNCIA ARTIFICIAL. Trata-se de uma série de círculos concêntricos que se sobrepõem, tendo a Inteligência Artificial o círculo maior, seguido de outros subconjuntos como a aprendizagem automática e a aprendizagem profunda.

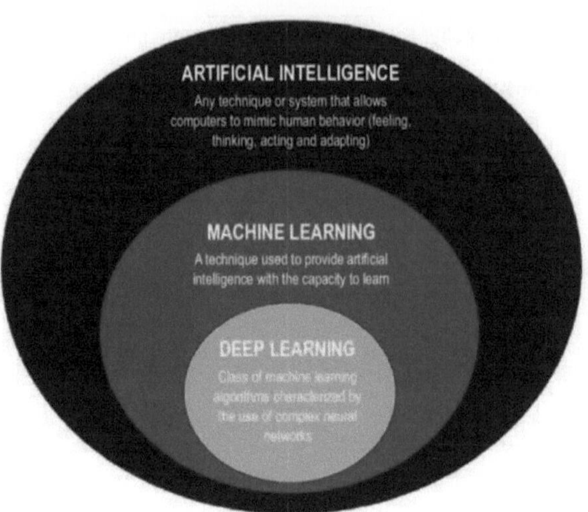

fig. 1. Diagrama que ilustra os conceitos básicos de Inteligência Artificial, Aprendizagem Automática e Aprendizagem Profunda. [[10]]

APRENDIZAGEM AUTOMÁTICA, APRENDIZAGEM PROFUNDA, REDE NEURAL ARTIFICIAL

1. Aprendizagem automática [13]

É um ramo da Inteligência Artificial e das ciências informáticas que se concentra na utilização de dados e algoritmos para imitar a forma como a mente humana aprende e melhorar gradualmente a sua precisão.

A aprendizagem automática é uma parte importante do crescente domínio da ciência dos dados, através da utilização de métodos estatísticos, os algoritmos são treinados para fazer classificações e previsões e para descobrir informações importantes em projectos de extração de dados. Estes conhecimentos ajudam a tomar decisões nas aplicações e nas empresas, contribuindo assim para o crescimento das métricas.

A aprendizagem automática é normalmente criada com recurso a uma estrutura que acelera o desenvolvimento de soluções.

A aprendizagem automática é mais dependente das intervenções humanas para aprender. Os especialistas humanos reconhecem o conjunto de caraterísticas para compreender a diferença entre dados que requerem dados mais estruturados para serem interpretados.

A aprendizagem automática é uma subdivisão da Inteligência Artificial que treina conjuntos de dados mais pequenos e, por conseguinte, requer uma formação mais curta e uma precisão mais baixa.

Como funciona a aprendizagem automática:- É constituída por três partes.

1) Processo de decisão: Em geral, os algoritmos de aprendizagem automática são utilizados para efetuar previsões ou classificações, com base em alguns dados de entrada que podem ser rotulados ou não rotulados, o

algoritmo produzirá uma estimativa sobre um padrão nos dados.

2) Função de erro: Evolui a previsão do modelo se existirem exemplos conhecidos , uma função de erro pode efetuar uma comparação para avaliar a precisão do modelo

3) Processo de otimização do modelo: Se o modelo puder ajustar-se melhor aos pontos de dados no conjunto de treino, o peso é ajustado para reduzir a discrepância entre os exemplos conhecidos e as estimativas do modelo. O algoritmo repete e optimiza o processo, actualizando os pesos de forma autónoma até atingir um limiar de precisão.

VÁRIOS MÉTODOS DE APRENDIZAGEM MÁQUINA - O modelo de aprendizagem automática divide-se em 3 categorias:

1} Aprendizagem automática supervisionada

2} Aprendizagem automática não supervisionada

3} Aprendizagem automática semi-supervisionada

Aprendizagem automática supervisionada:

Definido pela utilização de um conjunto de dados rotulados para treinar o algoritmo a classificar os dados e prever os resultados com exatidão. À medida que os dados de entrada são introduzidos no modelo, este ajusta o seu peso até que o modelo esteja devidamente ajustado. Isto ocorre como parte do processo de validação para garantir que o modelo evita o sobreajuste ou o subajuste.

A aprendizagem supervisionada ajuda a organização a resolver uma variedade de problemas do mundo real em grande escala, como a classificação de spam numa pasta separada da caixa de correio, etc.

Aprendizagem automática não supervisionada:

Utiliza um algoritmo de aprendizagem automática para analisar e agrupar um conjunto de dados rotulados. Estes algoritmos descobrem o padrão oculto ou o agrupamento de dados sem necessidade de intervenções humanas. A capacidade deste método para descobrir semelhanças e diferenças na informação torna-o ideal para a análise exploratória de dados, estratégias de venda cruzada, segmentação de clientes e reconhecimento de padrões de imagem.

A aprendizagem automática não supervisionada é utilizada para reduzir o número de caraterísticas num modelo através do processo de redução da dimensionalidade.

Aprendizagem semi-supervisionada:

Oferece um meio-termo entre a aprendizagem supervisionada e não supervisionada. Durante a formação, utiliza um pequeno conjunto de dados rotulados para orientar a classificação e a extração de caraterísticas de um grande conjunto de dados não rotulados.

A aprendizagem semi-supervisionada pode resolver o problema se não existirem dados rotulados suficientes para um algoritmo de aprendizagem supervisionada.

Ajuda a reduzir o custo da criação de dados etiquetados, utilizando dados não etiquetados.

Os algoritmos de aprendizagem automática mais comuns são os seguintes:

- Rede neural
- Regressão linear
- Regressão logística
- Agrupamento

- Árvore de decisão
- Florestas aleatórias

Como é que a aprendizagem automática é utilizada no mundo real?

- No reconhecimento de voz
- Serviços ao cliente
- Visões informáticas
- Recomendações de motores
- Negociação automatizada de acções
- Deteção de fraudes.

Os desafios da aprendizagem automática são os seguintes:

- Singularidade técnica
- Impacto da Inteligência Artificial nos empregos humanos
- Desafio da privacidade
- Preconceitos e discriminação
- Responsabilidade

2. Aprendizagem profunda[13]

A aprendizagem profunda faz parte de uma família mais vasta de métodos de aprendizagem automática, que se baseia em redes neuronais artificiais com aprendizagem de representação. A aprendizagem profunda é uma classe de algoritmos de aprendizagem automática que utiliza várias camadas para extrair progressivamente caraterísticas de nível superior a partir da entrada bruta. Por exemplo, no processamento de imagens, as camadas inferiores podem identificar arestas, enquanto as camadas superiores podem identificar os conceitos relevantes para um ser humano, como dígitos, letras ou rostos.

A aprendizagem profunda utiliza a aprendizagem supervisionada ou um conjunto de dados rotulados para se ligar aos seus algoritmos.

A aprendizagem profunda utiliza dados não estruturados sob a forma de textos e imagens e, assim, determina automaticamente um conjunto de caraterísticas dos textos e imagens e distingue diferentes categorias de dados entre si. Isto não requer intervenções humanas e permite a utilização de conjuntos de dados maiores.

Enquanto a aprendizagem automática necessita geralmente de correcções humanas quando se engana, os algoritmos de aprendizagem profunda podem melhorar os seus resultados através da repetição sem intervenções humanas. Assim, requerem grandes conjuntos de dados que incluem dados diversos e não estruturados.

A aprendizagem profunda é o domínio da aprendizagem artificial que se ocupa de algoritmos inspirados na estrutura e nas funções do cérebro, designados por redes neuronais artificiais (RNA), eliminando parte do pré-processamento de dados da aprendizagem automática com algoritmos.

A aprendizagem profunda refere-se ao número de camadas da rede neuronal; uma rede neuronal constituída por mais de 3 camadas, incluindo as camadas de entrada e de saída, pode ser considerada um algoritmo de aprendizagem profunda, ao passo que uma rede neuronal com apenas 3 camadas é conhecida como rede neuronal básica.

A aprendizagem profunda esforça-se por imitar o cérebro humano, recolhendo dados para produzir previsões surpreendentemente exactas. Imita mais um cérebro com muitas ligações neurais e redes neurais.

Exemplos de aprendizagem em profundidaded[14]I

A aprendizagem profunda está a gerar muita conversa sobre o futuro da aprendizagem automática.

A aprendizagem profunda é também conhecida como "aprendizagem organizada neural" e ocorre quando uma rede neural artificial aprende a partir de um grande volume de dados.

A aprendizagem profunda executa tarefas repetidamente, ajustando-as de cada vez para melhorar o resultado. O algoritmo depende de uma grande quantidade de dados para conduzir a aprendizagem.

As estimativas actuais prevêem que todos os dias são produzidos 1,145 biliões de MB de dados, o que representa uma quantidade impressionante de produção de dados que torna possível a aprendizagem profunda.

Várias tarefas apoiadas pela aprendizagem profunda na vida quotidiana:

- **Assistente virtual:** por exemplo, Alexa, Cortana, Siri, etc., são alguns dos assistentes virtuais mais populares que utilizam a aprendizagem profunda para compreender a linguagem e a terminologia que os seres humanos utilizam quando interagem com eles. Como resultado, tornam-se mais adaptados para fornecer as informações solicitadas.
- **Veículos sem condutor:** Os veículos autónomos já circulam nas nossas estradas. Ajuda a determinar se o objeto na estrada é um saco de papel, outro veículo ou uma criança e reage em conformidade.
- **Bots de conversação:** Atualmente, são mais populares e aparecem em muitos sítios Web e aplicações, utilizados todos os dias. São alimentados por INTELIGÊNCIA ARTIFICIAL e podem cada vez mais responder de forma

intermutável a um número crescente de perguntas. Quanto mais profundo for o conjunto de dados a partir do qual ocorre a aprendizagem profunda, mais rapidamente esta pode produzir os resultados desejados.

- **Reconhecimento facial:** Desempenha um papel essencial na marcação de pessoas nas redes sociais com medidas de sensibilidade cruciais. Utiliza algoritmos para funcionar com exatidão apesar das alterações cosméticas, como o penteado, a barba e a má iluminação.

- **Ciências médicas :** O genoma humano é composto por cerca de 3 mil milhões de pares de bases de ADN de cromossomas, a aprendizagem profunda ajuda os cientistas e os profissionais de saúde a criar medicina personalizada e a diagnosticar tumores. Este domínio ainda está a ser investigado.

3. Rede Neuronal Artificial (RNA) [13]:-

É designada por rede neural ou redes neurais; todas elas são sistemas de computação inspirados na rede biológica que constitui o cérebro animal. A rede neural artificial baseia-se em colecções de unidades ou NODES denominadas neurónios artificiais, que se aproximam dos neurónios de um cérebro biológico. Estes neurónios artificiais recebem sinais, processam-nos e podem sinalizar os neurónios a eles ligados, tal como um neurónio ou sinapse no cérebro humano. Estas sinapses ou ligações são designadas por EDGES. Estas arestas têm normalmente pesos, que se ajustam à medida que a aprendizagem prossegue. O aumento ou a diminuição do peso orienta a força da ligação e do sinal. Estes neurónios têm um limiar e a transmissão da informação depende do limiar do neurónio. Quando o sinal atinge o limiar, só então é transmitido, caso contrário não o é.

A rede neural artificial é composta por camadas nodais que contêm uma camada de entrada e uma camada de saída e várias camadas ocultas que estão ligadas entre si e têm um nível de limiar e de expetativa.

Se a saída de qualquer nó individual for superior ao valor limite especificado para esse nó, o nó é ativado e envia os dados para a camada seguinte da rede através desse nó. Se o limiar não for ativado, os dados não são transmitidos.

As caraterísticas da Rede Neuronal Artificial são as seguintes -

- ✓ Aprendizagem
- ✓ Operações em paralelo
- ✓ Cartografia
- ✓ Generalização
- ✓ Abstração
- ✓ Aplicabilidade
- ✓ Classificação da aplicação
- ✓ Previsão de aplicação
- ✓ Conceptualização da aplicação

Tipos de redes neurais artificiais. [6]

Parameter	Types	Description
Based on the connection pattern	Feed Forward, Recurrent	**Feedforward** - In which graphs have no loops. **Recurrent** - Loops occur because of feedback.
Based on the number of hidden layers	Single-layer, Multi-Layer	**Single Layer** - Having one secret layer. E.g., Single Perceptron **Multilayer** - Having multiple secret layers. Multilayer Perceptron
Based on the nature of weights	Fixed, Adaptive	**Fixed** - Weights are a fixed priority and not changed at all. **Adaptive** - Updates the weights and changes during training.
Based on the Memory unit	Static, Dynamic	**Static** - Memoryless unit. The current output depends on the current input. E.g., Feedforward network. **Dynamic** - Memory unit - The output depends upon the current input as well as the current output. E.g., Recurrent Neural Network

INTELIGÊNCIA ARTIFICIAL ¡AI¡ EM MEDICINA DENTÁRIA

Tal como noutros sectores, a IA na medicina dentária começou a florescer nos últimos anos. Do ponto de vista dentário, as aplicações da IA podem ser classificadas em diagnóstico, tomada de decisões, planeamento do tratamento e previsão dos resultados do tratamento. Entre todas as aplicações de IA em medicina dentária, a mais popular é o diagnóstico. A IA pode efetuar diagnósticos mais precisos e eficientes, reduzindo assim a carga de trabalho dos dentistas. Por um lado, os dentistas estão a confiar cada vez mais em programas informáticos para tomar decisões. Por outro lado, os programas informáticos para uso dentário estão a tornar-se cada vez mais inteligentes, precisos e fiáveis.

IMPLICAÇÕES CLÍNICAS EM VÁRIOS RAMOS

Inteligência Artificial em Dentisteria Operatória. [15]

Tradicionalmente, os dentistas diagnosticam a cárie por exame visual e tátil ou por exame radiográfico de acordo com um critério detalhado. No entanto, a deteção de lesões em fase inicial é um desafio quando estão presentes fissuras profundas, contactos interproximais apertados e lesões secundárias. Eventualmente, muitas lesões são detectadas apenas nas fases avançadas da cárie dentária, levando a um tratamento mais complicado, ou seja, coroa dentária, terapia de canal ou mesmo implante. Embora a radiografia dentária (panorâmica, periapical ou bitewing) e o explorador (ou sonda dentária) tenham sido amplamente utilizados e considerados como instrumentos de diagnóstico altamente fiáveis na deteção de cáries dentárias, grande parte do rastreio e do diagnóstico final tende a depender da experiência dos dentistas.

Na medicina dentária operatória, tem-se investigado a deteção de cáries dentárias, fracturas radiculares verticais, lesões apicais, avaliação volumétrica do espaço pulpar e avaliação do desgaste dentário. Numa radiografia bidimensional (2D), cada pixel da imagem em escala de cinzentos tem uma intensidade, ou seja, um brilho, que representa a densidade do objeto. Um algoritmo de IA pode aprender o padrão e fazer previsões para segmentar o dente, detetar cáries, *etc.* Por exemplo, Lee et al. desenvolveram um algoritmo CNN para detetar cáries dentárias em radiografias periapicais. Kühnisch et al. propuseram um algoritmo CNN para detetar cáries em imagens intra-orais. Schwendicke et al. compararam a relação custo-eficácia da IA para a deteção de cáries proximais com o diagnóstico dos dentistas; os resultados mostraram que a IA era mais eficaz e menos dispendiosa.

Vários estudos acima referidos mostraram que a IA tem resultados promissores na deteção precoce de lesões, com uma precisão igual ou mesmo superior à dos dentistas. Este resultado requer uma cooperação interdisciplinar entre os cientistas informáticos e os clínicos . Os clínicos rotulam manualmente as imagens radiográficas com a localização das cáries, enquanto os informáticos preparam o conjunto de dados e o algoritmo de AM. Por fim, os clínicos e os informáticos verificam e comprovam conjuntamente a exatidão e a precisão dos resultados do treino.

Embora a CNN tenha tido uma precisão relativamente elevada de 86,9%,[20] existem várias limitações relativamente à sua integração clínica. As imagens devem ser segmentadas manualmente,[23] o que consome uma quantidade considerável de tempo. Além disso, as imagens obtidas têm de ter um tamanho adequado e devem focar uma pequena região para permitir que o sistema se concentre no objeto em estudo, cobrindo simultaneamente uma área suficiente para incluir informação pertinente.

Inteligência Artificial em Periodontia[[15]]

A periodontite é uma das doenças mais comuns. É um fardo para milhares de milhões de pessoas e, se não for tratada, pode levar à mobilidade dos dentes e até à sua perda. Para prevenir a periodontite grave, é necessário um diagnóstico e tratamento precoces. Na prática clínica, o diagnóstico da doença periodontal baseia-se na avaliação das profundidades de sondagem das bolsas e da recessão gengival. O Índice de Rastreio Periodontal (PSI) é frequentemente utilizado para quantificar a perda de inserção clínica. No entanto, esta avaliação clínica tem pouca fiabilidade, uma vez que o rastreio da doença periodontal ainda se baseia na experiência dos dentistas e estes podem não detetar perdas de tecido periodontal localizadas.

Na periodontia, a IA tem sido utilizada para diagnosticar a periodontite e classificar tipos de doenças periodontais plausíveis. Além disso, Krois et al. adoptaram a CNN para a deteção da perda óssea periodontal (PBL) em radiografias panorâmicas. Lee et al. avaliaram a utilidade potencial e a precisão de um algoritmo CNN proposto para detetar automaticamente dentes periodontalmente comprometidos. Yauney et al. afirmaram que as condições periodontais poderiam ser examinadas por um algoritmo da CNN desenvolvido pelo seu grupo de investigação utilizando dados sistémicos relacionados com a saúde.

Lee e colaboradores avaliaram a potencial utilidade e precisão dos algoritmos CNN profundos para diagnosticar e prever dentes periodontalmente comprometidos (PCT). Utilizando o algoritmo da CNN, a precisão do diagnóstico de PCT foi de 76,7-81,0%, enquanto a precisão da previsão da necessidade de extração foi de 73,4-82,8%. A diferença observada na precisão parece ocorrer entre diferentes tipos de dentes, com os pré-molares a serem diagnosticados com mais precisão como PCTs do que os molares (as precisões foram de 82,8% e 73,4%, respetivamente). Isso pode ser explicado pelo fato de que os pré-molares normalmente têm uma única raiz, enquanto os molares têm 2 ou 3 raízes, exibindo assim uma anatomia mais complexa para uma CNN interpretar. [23]

Inteligência Artificial em Ortodontia. [[1]5]

O planeamento do tratamento ortodôntico é normalmente baseado na experiência e preferência dos ortodontistas. Como cada paciente e ortodontista são únicos, o tratamento é decidido mutuamente por ambas as partes. Tradicionalmente, os ortodontistas têm de fazer um grande esforço para diagnosticar a má oclusão, uma vez que é necessário ter em conta muitas variáveis na análise cefalométrica, o que torna difícil determinar o plano de tratamento e prever o resultado do tratamento. A IA é uma ferramenta ideal para resolver problemas ortodônticos. Na ortodontia, a IA tem aplicações no planeamento do tratamento e na previsão dos resultados do tratamento, como a simulação das alterações na aparência das fotografias faciais antes e depois do tratamento. O impacto do tratamento ortodôntico, os padrões esqueléticos e os pontos de referência anatómicos nos cefalogramas laterais podem ser claramente vistos com a ajuda de algoritmos de IA, o que ajuda muito a comunicação entre pacientes e dentistas.

Foi utilizada uma RNA para ajudar a determinar a necessidade de extração dentária antes da terapia ortodôntica em pacientes com má oclusão. As quatro RNAs construídas, levando em consideração vários índices clínicos, mostraram uma precisão de 80-93% na determinação da necessidade de extrações para tratar as más oclusões dos pacientes [[23]]

Um sistema de apoio à decisão baseado em Bayesian foi desenvolvido por Thanathornwong para diagnosticar a necessidade de tratamento ortodôntico com base em dados relacionados com a ortodontia. Xie et al. propuseram um modelo ANN para avaliar se as extracções são necessárias a partir de radiografias cefalométricas laterais. Um sistema de avaliação semelhante foi proposto por Jung et al. Para além da aplicação na previsão das extracções necessárias para fins ortodônticos, a IA foi adoptada para localizar pontos de referência cefalométricos. Park et al. demonstraram um algoritmo de DL para a identificação automática de pontos cefalométricos em radiografias com uma elevada precisão. Bulatova et al. e Kunz et al. desenvolveram algoritmos de IA semelhantes, com exatidão comparável à dos examinadores humanos na identificação desses pontos. Um sistema automático de classificação esquelética utilizando radiografias cefalométricas laterais foi proposto por Yu et al.

Para além da localização de múltiplos pontos cefalométricos e da classificação, os sistemas de IA têm sido utilizados no planeamento do tratamento ortodôntico. Choi et al. propuseram um modelo de IA para avaliar a necessidade de cirurgia utilizando radiografias cefalométricas laterais. Aparentemente, a maior parte das aplicações ortodônticas incide na identificação de pontos de referência e no planeamento do tratamento, que são procedimentos fastidiosos para os ortodontistas. Uma tarefa básica do planeamento do tratamento ortodôntico é segmentar e classificar os dentes. A IA também tem sido utilizada para estes fins em várias fontes, tais como radiografias e digitalizações ópticas digitais 3D de arcada completa. Cui et al. propuseram vários algoritmos de IA para segmentar automaticamente os dentes num modelo digital de dentes digitalizado por um scanner intra-oral 3D e imagens CBCT. Para além da segmentação dos dentes, também segmentaram o osso alveolar, a eficiência excedeu o trabalho dos radiologistas 500 vezes mais rápido.

No entanto, o tratamento ortodôntico, por si só, não consegue resolver problemas estruturais que necessitam de cirurgia. Assim, e pela primeira vez, Lee et al, efectuaram um diagnóstico diferencial das indicações de cirurgia ortognática e tratamento ortodôntico com base em radiografias cefalométricas. O modelo Modified-Alexnet superou os modelos MobileNet e Resnet50 com um valor de precisão de 96,4%. Além disso, foi aplicado um mapeamento de ativação de classe ponderado por gradiente (Grad-CAM) para determinar a região de interesse que diferenciou cada classe. No entanto, a única limitação deste estudo foi o facto de os dados recolhidos serem limitados.

Inteligência Artificial em Patologia Oral e Maxilofacial.[[15]]

A Patologia Oral e Maxilofacial (POMF) é a especialidade que examina as condições patológicas e diagnostica as doenças da região oral e maxilofacial. O tipo mais grave de OMFP é o cancro oral. As estatísticas da Organização Mundial de Saúde (OMS) mostram que todos os anos são diagnosticados mais de 657 000 pacientes com cancro oral a nível mundial, entre os quais se registam mais de 330 000 mortes. No OMFP, a IA tem sido investigada principalmente para a deteção de tumores e cancro com base em imagens radiográficas, microscópicas e ultrassonográficas. Além disso, a IA também pode detetar localizações anómalas a partir de radiografias, tais como nervos na cavidade oral, músculos interdigitados da língua e glândulas parótidas e salivares. Os algoritmos CNN demonstraram ser uma ferramenta adequada para a deteção automática de cancros. Vale a pena referir que a IA também desempenha um papel na gestão da fenda labial e palatina na previsão do risco, no diagnóstico, na ortopedia pré-cirúrgica, na avaliação da fala e na cirurgia.

A deteção e o diagnóstico precoces de várias lesões da mucosa são essenciais para classificar as lesões benignas ou malignas. A ressecção cirúrgica é necessária para as lesões malignas. No entanto, algumas das lesões comportam-se de forma semelhante em termos de aparência, exigindo assim o diagnóstico através de lâminas de biopsia e radiografias. Os patologistas diagnosticam a doença observando a morfologia das amostras coradas em lâminas de vidro utilizando o microscópio. Trata-se de um trabalho fastidioso que exige muito esforço por parte dos patologistas. De todas as biópsias que têm de ser examinadas, apenas cerca de 20% são consideradas malignas. Assim, a IA pode ser uma ferramenta adequada para ajudar os patologistas nesta tarefa.

Warin et al. utilizaram uma abordagem CNN para detetar doenças orais potencialmente malignas (OPMDs) e carcinoma de células escamosas oral (OSCC) em imagens ópticas intra-orais. Para além das imagens ópticas intra-orais, a OCT tem sido utilizada para identificar lesões benignas e malignas na mucosa oral. James et al. utilizaram modelos ANN e SVM para distinguir lesões orais malignas e displásicas. Heidari et al. utilizaram uma rede CNN para distinguir a mucosa normal e anormal da cabeça e do pescoço.

Abureville et al. utilizaram um algoritmo da CNN para diagnosticar automaticamente o carcinoma espinocelular (CEC) oral a partir de imagens de endomicroscopia confocal a laser; o estudo mostrou que o algoritmo da CNN utilizado no estudo era especialmente adequado para o diagnóstico precoce do CEC. Poedjiastoeti et al. também utilizaram um algoritmo CNN para identificar e distinguir o Ameloblastoma e o Tumor Odontogénico Queratocístico (KCOT), os dois tumores orais com caraterísticas semelhantes em imagens radiográficas. Comparando os resultados gerados por computador com os resultados da biópsia, verificou-se que a exatidão do algoritmo CNN era de 83% e o tempo de diagnóstico de 38 s. Estes valores eram semelhantes aos dos especialistas orais e maxilofaciais.

Inteligência Artificial em Prótese Dentária[[15]]

Na prótese dentária, um processo de tratamento típico para preparar uma coroa dentária inclui a preparação do dente , a recolha de impressões, o corte do molde, o desenho da restauração, o fabrico, a prova e a cimentação. A aplicação da IA na prótese dentária reside principalmente no desenho da restauração. O CAD/CAM digitalizou o trabalho de desenho em produtos comercializados, incluindo CEREC, Sirona, 3Shape, *etc.* Embora tenha aumentado drasticamente a eficiência do processo de desenho através da utilização de uma biblioteca de dentes para o desenho de coroas, ainda não consegue obter um desenho personalizado para cada paciente. Com o desenvolvimento da IA, Hwang et al. e Tian et al. propuseram novas abordagens baseadas em modelos 2D-GAN para gerar uma coroa aprendendo com os desenhos dos técnicos. Os dados de treino eram mapas de profundidade 2D convertidos a partir de modelos 3D de dentes. Ding relatou uma rede 3D-DCGAN na geração de coroas, que utilizava dados 3D diretamente no processo de geração de coroas, a morfologia das coroas geradas era semelhante à dos dentes naturais. A integração da IA com o CAD/CAM ou a impressão 3D/4D pode permitir um fluxo de trabalho mais desejável com elevada eficiência A IA também tem sido utilizada na correspondência de cores e na previsão de descolagem de restaurações CAD/CAM.

Para além da prótese fixa, o desenho da prótese removível é mais difícil, uma vez que é necessário ter em conta mais factores e variáveis. Não está disponível nenhum algoritmo de aprendizagem automática para efeitos de desenho de próteses removíveis, embora tenham sido introduzidos vários sistemas especializados (baseados no conhecimento). Os actuais algoritmos de aprendizagem automática estão mais centrados no apoio ao processo de conceção de próteses removíveis, por exemplo, classificação de arcadas dentárias e previsão da aparência facial em pacientes edêntulos.

Inteligência artificial em patologia oral [23]

A deteção e o diagnóstico de lesões orais são de importância crucial na prática dentária, uma vez que a deteção precoce melhora significativamente o prognóstico. Como algumas lesões orais podem ser de natureza pré-cancerosa ou cancerosa, é importante fazer um diagnóstico exato e prescrever o tratamento adequado ao doente. A CNN demonstrou ser uma ajuda promissora em todo o processo de diagnóstico de lesões de cancro da cabeça e do pescoço. Com uma especificidade e uma precisão de 78-81,8% e 8083,3%, respetivamente (comparadas com as dos especialistas, que foram de 83,2% e 82,9%, respetivamente), a CNN mostra um grande potencial para detetar tecidos tumorais em amostras de tecido ou em radiografias

O estudo mostra que o algoritmo da CNN permite distinguir entre 2 importantes tumores maxilares com aspeto radiológico semelhante mas propriedades clínicas diferentes: A especificidade e a precisão do diagnóstico pelo algoritmo foram de 81,8% e 83,3%, respetivamente, comparáveis às dos especialistas clínicos (81,1% e 83,2%). No entanto, foi observada uma diferença mais significativa em termos de tempo de diagnóstico: os especialistas demoraram uma média de 23,1 minutos a chegar a um diagnóstico, enquanto a CNN obteve resultados semelhantes em 38 s. [23]

Inteligência Artificial em Odontologia Forense. [24]

Na medicina dentária forense, a previsão do género é um processo essencial para identificar pessoas desaparecidas ou mortas. Por conseguinte, Isa et al propuseram um método de aprendizagem por transferência profunda do modelo DenseNet 121 pré-treinado para classificar o género masculino e feminino a partir de 24 000 imagens panorâmicas de radiografias dentárias. O modelo proposto foi treinado utilizando diferentes resoluções de imagem. Assim, a resolução 224 × 224 obteve a maior precisão de 97,25%. Isa também mencionou que as regiões significativas a considerar numa classificação de género são os dentes e a circunferência da mandíbula. No mesmo contexto, M.V Rajee et al. propuseram uma nova técnica automatizada baseada num modelo ResNet50, na qual conceberam um novo filtro para remover os ruídos em imagens de raios X dentárias na fase de pré-processamento, em contraste com o estudo de Isa que utilizou o método de equalização de histogramas. Como resultado, o estudo de Rajee et al. alcançou uma maior precisão com um valor de 98,17%.

PAPEL DA INTELIGÊNCIA ARTIFICIAL NA SAÚDE PÚBLICA

Do ponto de vista da saúde pública, as aplicações baseadas na IA podem beneficiar a educação e a promoção da saúde com soluções acessíveis, rentáveis e interactivas. A IA pode ajudar na auto-gestão de doenças crónicas, incluindo a diabetes, a hipertensão e a asma. [16]

Em comparação com os seres humanos, os assistentes dentários virtuais baseados na inteligência artificial podem efetuar várias tarefas com maior precisão, menos erros e menos mão de obra. Algumas dessas tarefas incluem a marcação e a coordenação de consultas regulares de acordo com a facilidade dos pacientes e dos dentistas, alertando os pacientes e os dentistas para os check-ups, sempre que qualquer registo genético ou de estilo de vida sugira uma maior suscetibilidade a doenças dentárias, auxiliando o diagnóstico clínico e o planeamento do tratamento. Além disso, a IA promete tornar os cuidados de saúde mais participativos, especialmente se os doentes fornecerem os seus dados de forma ativa. Os doentes podem ser capacitados através da auto-vigilância e da auto-gestão. A utilização destes dados recolhidos constantemente pode também ajudar a ultrapassar as desvantagens da medicina "on-off", em que os doentes são observados apenas durante alguns minutos, apesar de os problemas de saúde máximos serem geralmente adquiridos ao longo de anos e surgirem e desaparecerem em intervalos (por exemplo, a doença periodontal). A monitorização contínua e não invasiva da saúde e do comportamento permitirá uma compreensão muito mais profunda e individual dos factores e processos subjacentes à saúde e à doença. Os custos de diagnóstico e tratamento podem ser reduzidos, aliviando assim os sistemas de saúde sobrecarregados por uma sociedade envelhecida com um número crescente de casos complexos e de doenças crónicas. A IA pode também ajudar a colmatar a escassez de mão de obra, como se observa e se espera que continue em muitas partes do mundo, contribuindo assim para atingir os Objectivos de Desenvolvimento Sustentável da Organização Mundial de Saúde (OMS). [17]

A Inteligência Artificial tem sido implementada na investigação académica e em tarefas de inferência em todo o sistema económico em geral com um sucesso demonstrável, mas muito menos nas funções essenciais da saúde pública, especificamente na proteção e promoção da saúde das populações. Até à data, as declarações de visão sobre o futuro da saúde pública têm-se centrado nas possibilidades técnicas da Inteligência Artificial e muito menos na forma como os determinantes sociais poderão ter impacto nos resultados alcançados com a ajuda da sua utilização. A Inteligência Artificial tem a capacidade de melhorar o desempenho e a eficácia dos processos ao longo de um sistema de saúde pública alargado.

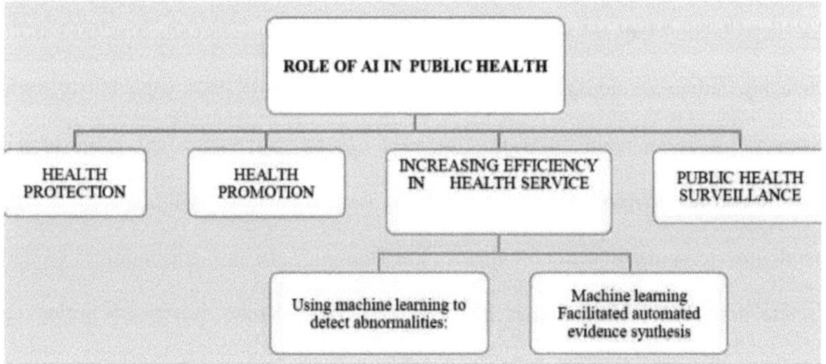

1} PROTECÇÃO DA SAÚDE

A utilização potencial da Inteligência Artificial na promoção da saúde passa pela análise de padrões de dados para vigilância e deteção de doenças quase em tempo real. Por exemplo, pode ser utilizada para rastrear e identificar mucosas alteradas suspeitas de sofrerem alterações pré-malignas e malignas, e pode ser utilizada para diagnosticar e tratar lesões da cavidade oral. Mesmo alterações mínimas em pixels individuais que, de outra forma, passariam despercebidas a olho nu, são reconhecidas . Pode também prestar teleassistência de emergência em casos de urgência dentária, quando o especialista em saúde dentária não pode ser contactado.

2} PROMOÇÃO DA SAÚDE

A IA oferece conselhos de saúde direcionados e personalizados com base no perfil de risco e no padrão de comportamento. As competências de cada especialista variam consoante os seus conhecimentos prévios e a sua experiência profissional. Esta é uma das razões pelas quais o interesse das pessoas na implementação da tomada de decisões assistida por computador tem aumentado. Por exemplo, alertar o prestador de cuidados de saúde dentários para qualquer historial médico relevante, que possa prever com precisão uma predisposição genética para doenças orais numa grande população.

3} AUMENTAR A EFICÁCIA DOS SERVIÇOS DE SAÚDE

a) . Utilização da aprendizagem automática para detetar anomalias: O sistema de apoio à decisão clínica apresenta informações aos profissionais de saúde, aos doentes ou às populações, a fim de proporcionar resultados eficazes e melhores em termos de saúde, tanto para os indivíduos como para as populações em geral. A IA já está a desempenhar um papel importante na imagiologia médica. A IA alimentada por Redes Neuronais Artificiais pode ser tão eficaz como os radiologistas humanos na deteção de sinais de cancro oral, bem como de outras doenças. Além disso, poderá ajudar os médicos a detetar sinais precoces de doença.

b) . Síntese automática de provas facilitada pela aprendizagem automática: A parte mais fastidiosa é a introdução de informação estruturada no sistema, mas com a chegada do reconhecimento de voz e o potencial do programa de Inteligência Artificial para identificar e extrair informação de papelada digitalizada, este procedimento foi simplificado. A isto junta-se a interfase interactiva, concebida para ajudar o especialista em cuidados de saúde a compreender uma grande quantidade de informação de forma mais eficaz do que os assistentes humanos e , ao mesmo tempo, a reduzir a distância entre o médico e a pessoa afetada.

Os objectivos importantes consistem na documentação e na codificação científica, na organização da complexidade científica, no armazenamento e na conservação das bases de dados dos doentes, na monitorização dos pedidos dos doentes, no acompanhamento das situações de saúde, para além das medidas preventivas, como a criação de lembretes regulares para os doentes que estão a frequentar programas de cessação tabágica.

4} VIGILÂNCIA DA SAÚDE PÚBLICA

A vigilância da saúde pública é o processo de deteção, caraterização, rastreio e resposta a surtos de doenças, outras ameaças à saúde (como ataques bioterroristas, exposição a radiações ou contaminação do abastecimento de alimentos ou água) e outros padrões de saúde relacionados com a população (como a doença periodontal, o cancro oral ou a desnutrição). Estas vigilâncias ocorrem a nível local, estatal, nacional e global e requerem frequentemente a integração de várias organizações (por exemplo, hospitais, farmácias e organizações de saúde públicas, estatais e políticas) para se conseguir uma resposta atempada, direcionada e eficaz a eventos de saúde emergentes.

Neste trabalho, centramo-nos no papel que a Inteligência Artificial e a aprendizagem mecânica podem desempenhar no apoio à saúde pública com a deteção precoce e automática de surtos emergentes e outros padrões relacionados com a saúde. Ao longo da última década, registaram-se melhorias significativas nos métodos de deteção de surtos, incluindo a análise de dados locais e temporários, a integração de múltiplos fluxos de dados e melhores métricas de medição do desempenho da deteção.

Embora muitos dos sistemas de monitorização existentes se baseiem fortemente em métodos estatísticos básicos, como a análise de séries temporais e os conhecimentos dos profissionais de saúde pública, o domínio do diagnóstico está a sofrer uma grande mudança de paradigma devido ao enorme aumento do número, da quantidade e da complexidade das fontes de dados disponíveis. Os actuais programas de diagnóstico dependem fortemente de grandes volumes de dados provenientes de fontes não tradicionais, desde consultas de pesquisa na Internet e conteúdos da Web gerados pelos utilizadores, a registos de saúde electrónicos, a fluxos de dados contínuos provenientes de redes sensoriais, telemóveis e outros dispositivos com capacidade de localização. Esta mudança na análise de dados à escala pública exigirá uma mudança consistente nos métodos utilizados nos sistemas de diagnóstico funcional, incluindo técnicas de inteligência artificial, aprendizagem automática e extração de dados para determinar grandes quantidades de dados, padrões adequados e ajudar na tomada de decisões em matéria de saúde pública. Os peritos dependerão em grande medida de ferramentas e sistemas que utilizem métodos estatísticos avançados para distinguir com precisão padrões ineficazes associados, algoritmos escaláveis para processar grandes quantidades de dados complexos e altamente dimensionais e métodos de aprendizagem automática para melhorar ainda mais o desempenho do sistema a partir do feedback dos utilizadores.

DESAFIOS DA INTELIGÊNCIA ARTIFICIAL

Embora os modelos de IA pareçam bastante impressionantes e promissores, existem ainda algumas limitações, como a necessidade de validar a sua fiabilidade com dados adequados de novos pacientes ou de outros serviços dentários. Continua a exigir uma supervisão humana constante, uma vez que podem ocorrer erros. Sendo um modelo orientado para a máquina e o software, não se preocupa com as relações, como os sentimentos e a compaixão pelos pacientes. Pode também causar riscos de segurança, uma vez que toda a informação está no sistema. Pode até levar ao desemprego se a IA assumir o controlo da medicina dentária, como prometido. Existem algumas preocupações relativamente à qualidade das perguntas geradas pela IA, à imprevisibilidade, à falta de criatividade e às considerações éticas. Há também o risco de os estudantes ficarem demasiado dependentes da IA e negligenciarem o desenvolvimento do pensamento crítico e das capacidades de resolução de problemas.

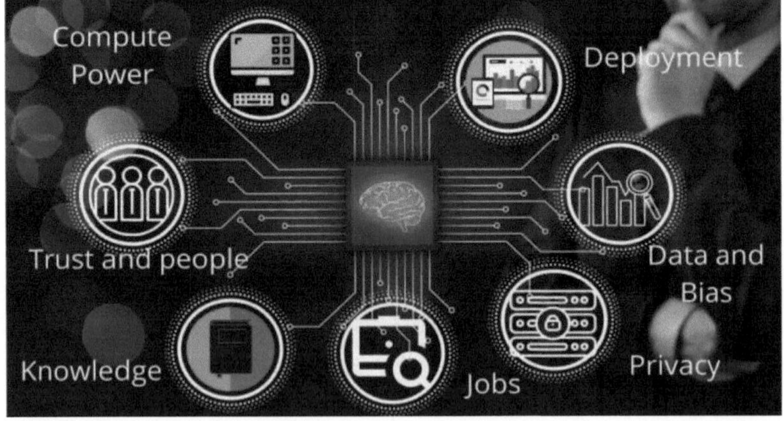

1. **Poder de computação**

A quantidade de energia que estes algoritmos ávidos de potência utilizam é um fator que afasta a maioria dos programadores. A aprendizagem automática e a aprendizagem profunda são os trampolins desta inteligência artificial e exigem um número cada vez maior de gráficos e unidades de processamento de tensores para funcionarem eficientemente. A necessidade de dispositivos de computação de alto desempenho, como GPU, TPU e outros, aumenta com a crescente complexidade dos algoritmos de IA. Há vários domínios em que temos ideias e conhecimentos para implementar quadros de aprendizagem profunda, como a localização de asteróides, a implantação de cuidados de saúde, o rastreio de corpos cósmicos e muito mais.

Requerem a capacidade de computação de um supercomputador. No entanto, devido à disponibilidade de computação em nuvem e de sistemas de processamento paralelo, os programadores trabalham em sistemas de IA de forma mais eficaz. Têm um preço, que nem toda a gente pode pagar, com o aumento do afluxo de quantidades sem precedentes de dados e o rápido crescimento de algoritmos complexos.

2. Défice fiduciário

Um dos factores mais importantes que preocupam a IA é a natureza desconhecida da forma como os modelos de aprendizagem profunda prevêem os resultados. Para um leigo, é difícil compreender como é que um conjunto específico de dados pode conceber uma solução para diferentes tipos de problemas. Muitas pessoas no mundo nem sequer conhecem a utilização ou a existência da Inteligência Artificial e a forma como está integrada em objectos do quotidiano com os quais interagem, como smartphones, Smart TVs, serviços bancários e até automóveis com algum nível de automatização.

3. Conhecimento limitado

Embora existam muitos sítios no mercado onde a Inteligência Artificial pode ser utilizada como uma melhor alternativa aos sistemas tradicionais. O verdadeiro problema é o conhecimento da Inteligência Artificial. Para além dos entusiastas da tecnologia, dos estudantes universitários e dos investigadores, há apenas um número limitado de pessoas que estão conscientes do potencial da IA.

Por exemplo, há muitas **PME (Pequenas e Médias Empresas)** que podem ter o seu trabalho programado ou aprender formas inovadoras de aumentar a sua produção, gerir recursos, vender e gerir produtos em linha, aprender e compreender o comportamento dos consumidores e reagir ao mercado de forma eficaz e eficiente. Também não têm conhecimento de fornecedores de serviços como a Google

Cloud, Amazon Web Services e outras empresas do sector tecnológico.

4. Nível humano

Este é um dos desafios mais importantes da IA, que tem mantido os investigadores atentos aos serviços de IA em empresas e start-ups. Estas empresas podem estar a gabar-se de uma precisão superior a 90%, mas os humanos podem fazer melhor em todos estes cenários. Por exemplo, um modelo pode prever se a imagem é de um cão ou de um gato. O ser humano consegue prever quase sempre o resultado correto, obtendo uma precisão impressionante de mais de 99%.

Para que um modelo de aprendizagem profunda tenha um desempenho semelhante, seria necessário um ajuste fino sem precedentes, uma otimização de hiperparâmetros, um grande conjunto de dados e um algoritmo bem definido e preciso, juntamente com um poder de computação robusto, formação ininterrupta em dados de treino e testes em dados de teste. Parece muito trabalhoso e, na verdade, é cem vezes mais difícil do que parece. Uma forma de evitar todo o trabalho árduo é recorrer a um fornecedor de serviços, pois este pode treinar modelos específicos de aprendizagem profunda utilizando modelos pré-treinados. Estes modelos são treinados com milhões de imagens e são afinados para obterem a máxima precisão, mas o verdadeiro problema é que continuam a apresentar erros e teriam realmente dificuldade em atingir um desempenho ao nível humano.

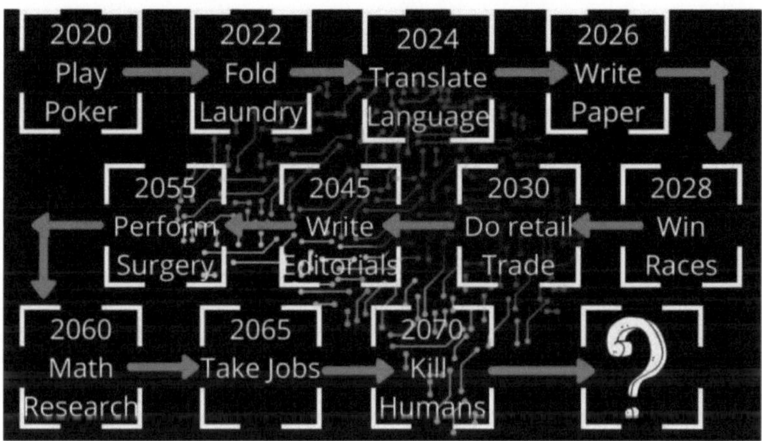

5. Privacidade e segurança dos dados

O principal fator em que se baseiam todos os modelos de aprendizagem profunda e automática é a disponibilidade de dados e recursos para os treinar. Mas como estes dados são gerados a partir de milhões de utilizadores em todo o mundo, é possível que possam ser utilizados para fins errados.

Por exemplo, suponhamos que um prestador de serviços médicos oferece serviços a um milhão de pessoas numa cidade e que, devido a um ciberataque, os dados pessoais de todos os um milhão de utilizadores caem nas mãos de toda a gente na dark web. Estes dados incluem dados sobre doenças, problemas de saúde, historial médico e muito mais. Com tanta informação a chegar de todas as direcções, haverá certamente alguns casos de fuga de dados.

Algumas empresas já começaram a trabalhar de forma inovadora para ultrapassar estas barreiras. O modelo treinado é o modelo de dados que é treinado nos dispositivos inteligentes e, por conseguinte, não é enviado para os servidores, apenas o modelo treinado é enviado para a organização.

6. O problema dos preconceitos

A boa ou má natureza de um sistema de IA depende efetivamente da quantidade de dados com que é treinado. Assim, a capacidade de obter bons dados é a solução para bons sistemas de IA no futuro. Mas, na realidade, os dados quotidianos que as organizações recolhem são pobres e não têm significado próprio.

São tendenciosos e só de alguma forma definem a natureza e as especificações de um número limitado de pessoas com interesses comuns baseados na religião, etnia, género, comunidade e outros preconceitos raciais. A verdadeira mudança só pode ser conseguida através da definição de alguns algoritmos que consigam detetar eficazmente estes problemas.

7. Escassez de dados

Com grandes empresas como a Google, o Facebook e a Apple a serem acusadas de utilização pouco ética dos dados gerados pelos utilizadores, vários países, como a Índia, estão a utilizar regras informáticas rigorosas para restringir o fluxo. Assim, estas empresas enfrentam agora o problema de utilizar dados locais para desenvolver aplicações para todo o mundo, o que resultaria em preconceitos. Os dados são um aspeto muito importante da IA, e os dados rotulados são utilizados para treinar as máquinas a aprender e a fazer previsões. Algumas empresas estão a tentar inovar novas metodologias e estão concentradas em criar modelos de IA que possam dar resultados precisos apesar da escassez de dados. Com informação enviesada, todo o sistema pode tornar-se defeituoso.

Apesar de todo o potencial, as soluções de IA ainda não entraram, em grande medida, na prática dentária de rotina. Na medicina dentária, por exemplo, as redes neurais convolucionais (CNN) só foram adotadas em contextos de investigação a partir de 2015, principalmente em radiografias dentárias, e as primeiras aplicações que envolvem estas tecnologias estão agora a entrar na arena clínica (Schwendicke et al. 2019). Este facto é ainda mais surpreendente quando se reconhece que a medicina dentária é especialmente adequada para aplicar tarefas de IA: 1) Na medicina dentária, a imagiologia desempenha um papel importante e é a pedra angular da viagem dentária da maioria dos pacientes, desde o rastreio até ao tratamento planeamento e conduta. 2) A medicina dentária utiliza regularmente diferentes materiais imagiológicos da mesma região anatómica do mesmo indivíduo, regularmente acompanhados de dados não imagiológicos, como registos clínicos e dados de história geral e dentária, incluindo condições sistémicas e medicamentos. Além disso, os dados são frequentemente recolhidos ao longo de vários períodos de tempo. A IA é adequada para integrar e cruzar estes dados de forma eficaz e melhorar o diagnóstico, a previsão e a tomada de decisões. 3) Muitas doenças dentárias (cáries, lesões apicais, perda óssea periodontal) são relativamente prevalecentes. A criação de conjuntos de dados com um elevado número de casos "afectados" pode ser gerida com esforços limitados. [19]

ÉTICA E NORMAS

A introdução generalizada da Inteligência Artificial (IA) em todos os aspectos dos cuidados de saúde é incontornável. A IA é descrita como a "aplicação simultânea de um telescópio e de um microscópio, aproveitando grandes bases de dados para tratamentos de precisão inteligentes e personalizados". [26]

Embora o futuro da IA na medicina dentária seja promissor, não está isento de desafios e considerações éticas. Estes incluem a privacidade dos dados, o enviesamento dos algoritmos, a conformidade regulamentar e a necessidade de formação profissional contínua. Os dentistas e os investigadores têm de trabalhar em conjunto com os sistemas de IA para garantir que os cuidados ao doente permanecem na vanguarda, ao mesmo tempo que abordam estes desafios)[25]

A integração da IA deve, por conseguinte, ser feita de forma intencional, para proteger os prestadores de serviços e os pacientes de danos. O aparecimento da IA na medicina dentária está a criar uma necessidade iminente de normalização e orientações, tal como refletido em publicações recentes. Recentemente, o Comité de Normas da ADA sobre Informática Dentária publicou um livro branco e a Comissão de Acreditação Dentária (CODA) incluiu a IA no programa de pós-doutoramento em Radiologia Oral e Maxilofacial como normas de cuidados[26].

1.1 Considerações sobre a adoção da IA [26]

A IA destina-se a ser um complemento à tomada de decisões clínicas e não a substituí-la. A programação da IA requer uma consideração cuidadosa de todos os aspectos da medicina dentária e dos cuidados ao doente. O desenvolvimento de algoritmos éticos, imparciais, responsáveis e clinicamente validados é vital para maximizar os benefícios da IA e minimizar os riscos que representa para os doentes e prestadores de cuidados. A educação dentária tem como objetivo educar os futuros prestadores de cuidados de saúde oral para fornecerem soluções e tratamentos éticos e técnicos, ao mesmo tempo que prestam cuidados centrados no paciente com empatia e compaixão. Devido à ambiguidade ou à má qualidade dos dados introduzidos, as recomendações da IA podem ser potencialmente distorcidas. Estas consequências não intencionais podem ter um impacto negativo no tratamento dos doentes , pondo potencialmente em risco a segurança dos doentes. Por conseguinte, é essencial ensinar os estudantes a avaliar criticamente os factores individuais dos doentes, certificando-se de que identificam e abordam os preconceitos e as disparidades inerentes à utilização da IA.

1.2 Integração do currículo dentário

O currículo dentário deve incorporar e integrar cursos para educar os estudantes sobre a aplicação ética da IA, incluindo os seus riscos e limitações.

Os currículos de IA devem não só ensinar os estudantes a interagir com, utilizar e gerir programas de IA, mas os educadores dentários devem também envolver os estudantes no pensamento crítico para uma interpretação adequada e fazer intencionalmente previsões visuais antes de consultar a IA para evitar erros de proxy. Os currículos devem incluir aspectos de proteção de dados, privacidade e potencial intervenção de terceiros. A IA nos currículos de medicina dentária deve centrar-se numa formação aprofundada em pensamento crítico e raciocínio, juntamente com uma ênfase nas "competências transversais", especialmente nas competências de comunicação. É vital que os estudantes aprendam a comunicar o valor e a utilização responsável da IA de forma clara e eficaz, para que os doentes percebam que as consultas e a tomada de decisões são conduzidas por profissionais de medicina dentária. Embora a IA, especialmente a IA generativa, forneça recursos prontamente disponíveis para os estudantes utilizarem, também pode ser mal utilizada, uma vez que tem o potencial de criar conteúdos incompletos ou incorrectos que podem levar a uma má interpretação de conceitos essenciais. Devem ser comunicadas aos estudantes diretrizes e expectativas académicas claras sobre a citação, a referenciação e o plágio corretos na utilização da IA, para além da utilização de software de controlo e de programas de deteção de conteúdos de IA.

1.3 Modelo curricular proposto [26]

Um modelo curricular potencial num estabelecimento de ensino médico incorpora a IA de forma gradual e progressiva ao longo do programa, com base nos pontos fortes de uma equipa multidisciplinar de indivíduos, incluindo clínicos, cientistas básicos, bioinformáticos, cientistas informáticos e profissionais de bioética.

As primeiras experiências curriculares, pré-clínicas, incluíram introduções à bioinformática por professores convidados de informática, seguidas da exploração de conjuntos de dados médicos e da análise dos artigos de investigação originais em que a tecnologia aparecia [27]

Durante a fase clínica do currículo em que a IA é ativamente utilizada, os estudantes devem ter oportunidades intencionais de se envolverem na discussão de dilemas éticos e implicações legais da IA para se precaverem contra preconceitos e aplicações incorrectas na implementação da tecnologia de IA. Os estudantes devem explorar os elementos multifacetados da utilização da IA através de estudos de casos atribuídos, discussões em pequenos grupos e declarações individuais de reflexão pré/pós-discussão relacionadas com estes tópicos.

1.4 Orientações das organizações dentárias [26]

Tendo em conta o rápido desenvolvimento da IA na medicina dentária, deve ser criado um grupo consultivo ou um grupo de trabalho da ADEA sobre IA para fornecer recursos aos educadores dentários, a fim de assegurar um currículo responsável baseado na IA. O encargo do grupo seria monitorizar continuamente os avanços e desenvolvimentos da IA relevantes para o ensino da medicina dentária, bem como o desenvolvimento de um conjunto de ferramentas de IA ou de cursos de micro-credenciação para apoiar os educadores. A ADEA deve trabalhar com os seus Conselhos e parceiros para alargar um inquérito sobre a utilização atual da IA e desenvolver orientações para a integração da IA no ensino dentário. Esta colaboração inclui a introdução de requisitos de formação contínua periódica em IA e órgãos diretivos a nível estatal e nacional para assegurar a reavaliação, revisão e renovação contínuas do algoritmo, de modo a manter-se atualizado em relação aos avanços e desenvolvimentos no domínio dos cuidados de saúde adequados e a manter a prestação de cuidados de saúde equitativos.

ASPECTOS FUTUROS DA INTELIGÊNCIA ARTIFICIAL

Os objectivos futuros da investigação em IA no sector da medicina dentária incluem não só elevar o desempenho dos modelos de IA a níveis especializados, mas também detetar lesões precoces que são invisíveis ao olho humano.[20]

Por mais promissor que seja o estado atual da IA em medicina dentária, o futuro reserva possibilidades ainda mais interessantes e análises avançadas de imagens: Os algoritmos de IA tornar-se-ão ainda mais competentes na deteção de condições dentárias complexas, incluindo cancros em fase inicial e anomalias microscópicas. Isto permitirá uma intervenção mais precoce e melhores resultados para os pacientes.[25]

-Telemedicina: As plataformas de tele-dentária alimentadas por IA tornar-se-ão mais sofisticadas, permitindo consultas à distância, planeamento de tratamentos e acompanhamento. Isto aumentará o acesso aos cuidados dentários, especialmente em zonas mal servidas.

-Tratamento personalizado: A IA pode permitir a criação de planos de tratamento personalizados com base nos factores genéticos e de estilo de vida de um doente. A eficácia do tratamento será optimizada e os efeitos adversos serão minimizados.

-Medicina dentária **assistida por robôs**: A robótica combinada com a IA poderá levar ao desenvolvimento de assistentes dentários robóticos capazes de efetuar determinados procedimentos com precisão. Isto poderá melhorar as capacidades dos profissionais de medicina dentária e reduzir as exigências físicas do trabalho dentário.

-Informações sobre **grandes** dados: A IA pode tirar partido de vastos conjuntos de dados para descobrir novas tendências e conhecimentos no domínio da saúde oral. Os investigadores terão uma compreensão mais profunda dos mecanismos das doenças e das respostas aos tratamentos.

-Interação **com os doentes**: Os chatbots e os assistentes virtuais baseados em IA podem interagir com os pacientes, fornecer informações e até marcar consultas. Isto melhora a comunicação e a satisfação do paciente .

-Eficiência **administrativa**: A IA pode automatizar tarefas administrativas, como a marcação de consultas e a faturação, reduzindo a carga administrativa dos consultórios dentários. [25]

Apesar dos resultados promissores dos modelos de IA apresentados, é ainda necessário verificar a sua generalização e fiabilidade utilizando dados externos adequados obtidos de pacientes recém-alistados ou acumulados de outras instalações dentárias

As tecnologias de IA podem ajudar os profissionais a proporcionar aos seus pacientes um tratamento dentário de elevada qualidade. Os dentistas podem utilizar sistemas de IA como uma ferramenta suplementar para melhorar a precisão do diagnóstico, o planeamento do tratamento e a previsão dos resultados do tratamento. As tecnologias de aprendizagem profunda podem prestar assistência de diagnóstico aos dentistas em geral. A tecnologia automatizada pode acelerar os processos clínicos e aumentar a produtividade dos médicos (por exemplo, preenchimento automático de registos dentários electrónicos através da identificação do dente e da numeração). A exatidão do diagnóstico pode ser aumentada através da utilização destes sistemas para vistas secundárias [21]

CONCLUSÃO

Embora se fale muito sobre a forma como a IA pode mudar a medicina dentária, subsistem dúvidas sobre se alguma vez irá substituir completamente os dentistas. A medicina dentária realizada por máquinas e sem interação humana não representa cuidados clínicos. As máquinas não podem fornecer intuição clínica, perceção intangível ou empatia, que são essenciais para fornecer cuidados de saúde individualizados e profissionalismo. O aspeto mais fascinante da comunicação entre humanos não pode ser facilmente traduzido em linguagem informática.

A IA é uma realidade que está a avançar rapidamente nos cuidados de saúde. Embora ofereça a promessa de uma maior qualidade dos cuidados e de um fácil acesso à informação, o ensino dentário tem a responsabilidade de ser proactivo e visionário na integração da IA de forma segura e ética, para benefício dos estudantes, dos doentes e dos futuros prestadores de serviços.

O estado atual da IA na medicina dentária já está a transformar a forma como a saúde oral é gerida. O futuro reserva um potencial ilimitado para a IA melhorar ainda mais o diagnóstico, o planeamento do tratamento e o envolvimento dos pacientes. No entanto, é essencial abordar estes desenvolvimentos com uma análise cuidadosa das implicações éticas e práticas. À medida que a IA continua a evoluir, a comunidade dentária deve abraçar o seu potencial, mantendo os mais elevados padrões de cuidados e privacidade dos doentes. O futuro da medicina dentária é inteligente e temos a oportunidade de o moldar para melhor.

REFERÊNCIAS

1. Junaid Bajwa, Usman Munir, Aditya Nori, Bryan Williams. Inteligência artificial na saúde: transformando a prática da medicina. Future Health J. 2021 julho; 8(2): 188-194.
2. Berwick DM, Nolan TW, Whittington J. The Triple Aim: Care, health and cost. Health Affair. 2008; 27:759-69.
3. Bodenheimer T, Sinsky C. Do triplo ao quádruplo objetivo: os cuidados com o paciente exigem cuidados com o prestador. Ann Fam Med 2014; 12:573-6.
4. Feeley D. O objetivo triplo ou o objetivo quádruplo? Quatro pontos para ajudar a definir a sua estratégia. institute for healthcare improvement, 2017.
5. Alexander B, John S. Inteligência Artificial em Odontologia: conceitos atuais e uma espiada no futuro. Int J Adv Res. 2018; 30:1105-1108
6. Aminoshariae A, Kulild J, Nagendrababu V. J Endod. Inteligência artificial em endodontia: Aplicações actuais e direcções futuras. 2021; 47:1352-1357.
7. Tandon D, Rajawat J. Presente e futuro da Inteligência Artificial em medicina dentária. J Oral Biol Craniofac Res. 2020; 10:391-396.
8. Hao Ding, Jiamin Wu, Wuyuan Zhao, Jukka P. Matinlinna, Michael F. Burrow, James K. H. Tsoi. Inteligência Artificial em medicina dentária - Uma revisão. PUBLICADO em 20 de fevereiro de 2023
9. https://hai.stanford.edu/sites/default/files/2020-09/AI-Definitions-HAI.pdf (último acesso em setembro de 2023)
10. José de Arimateia Batista ,Araujo-ilho,, Antonildes Nascimento Assunção , Júnior, Marco Antonio ,Gutierrez, Cesar Higa_, Nomura. Inteligência artificial e imagem cardíaca: arquivos brasileiros de cardiologia - imagem cardiovascular 2019 :32(3);154-156.

11)https://www.javatpoint.com/history-of-artificial-intelligence(último acesso em setembro de 2023)

12}Ziyad Saleh, Definição de Inteligência Artificial, Ética e Normas, 150407, 21 de abril de 2018-2019

13} https://www.ibm.com/topics/machine-learning (último acesso em novembro de 2023).

14}https://skill-lync.com/student-projects/supervised-learning-classification-week-9-challenge-88. (último acesso em janeiro de 2024).

15} Hao Ding Jiamin Wu Wuyuan Zhao Jukka P. Matinlinna Michael F. Burrow James K. H. Tsoi. Inteligência artificial em medicina dentária. 2023;4 (1):1-13.

16} David Jungwirth. Inteligência Artificial e Saúde Pública: An Exploratory Study, Int J Environ Res Public Health. 2023; 20(5): 4541.

17} Sahrish Tariq, Nidhi Gupta, Preety Gupta, Aditi Sharma. Inteligência artificial na medicina dentária de saúde pública. International Healthcare Research Journal2021;5(9):RV1-RV5.

18}https://medium.com/@upGrad/top-challenges-in-ai-explained-f685cbe4de5c (acedido pela última vez em fevereiro de 2024)

19} F. Schwendicke, W. Samek, e J. Krois. Associações Internacionais e Americanas de Investigação Dentária 2020 Inteligência Artificial em Medicina Dentária: Chances and Challenge. Jornal de Investigação Dentária. 2020, 99(7) :769 -774.

20}Alexander Muacevic e John R Adler Paridhi Agrawal, Pradnya Nikhade^Inteligência artificial em medicina dentária: Passado, presente e monitorização futura. Cureus 14(7) 2022; 14(7): e27405.

21}Sanjeev B Khanagar , Ali Al-Ehaideb , Prabhadevi C Maganur , Satishv ishwanathaiah , Shankargouda Patil , Hosam A Baeshen , Sachin C Sarode , Shilpa Bhandi J . Desenvolvimentos, aplicação e desempenho da Inteligência Artificial em medicina dentária - Uma revisão sistemática. J. Dent Sci. 2021 ;16(1):508-522.

22}Https://timesofindia.indiatimes.com/readersblog/mywriteexpress/artificial-intelligence- unleashing-the-power-of-innovation-56241 (último acesso em 30-3-2024)

23}Thomas T. Nguyendmd, Naomie Larrivée, Alicia Lee, Olexa Bilaniuk Robert Durand. Utilização da Inteligência Artificial em Medicina Dentária: Tendências clínicas actuais e avanços na investigação. J Can Dent Assoc. 2021; 87:112-127.

24}Niama Assia, El Joudi Mohammed, Bennani Othmani, Farid Bourgoin, Oussama Mahboub, Mohamed. Revisão do papel da Inteligência Artificial na medicina dentária: Aplicações e tendências actuais. Procedia Computer Science, 2022; 210: 173-180.

25}K Dhingra. Inteligência artificial em medicina dentária: estado atual e direção futura. J. The Bulletin of the Royal College of Surgeons of England, 2023 105(8)370-416.

26} Clara S. Kim D, MS, Cheryl S. Samaniego , Saulo L. Sousa Melo , William A. Brachvogel , Krithika Baskaran BDS, Danielle Rulli . Inteligência Artificial (I.A.) nos currículos de medicina dentária: Ética e integração responsável, , 2023. 7(11), 1570-1573.

27} Soo Hwan Park, Roshini Pinto-Powell, Thomas Thesen, Alexander Lindqwister, Joshua Levy, Rachael Chacko. Preparando líderes de saúde da era digital com um currículo integrativo de Inteligência Artificial: um estudo piloto, Educação Médica 2024, 29: 1-4

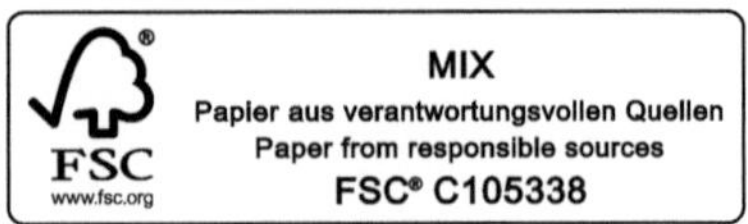

Printed by Books on Demand GmbH, Norderstedt / Germany